PATHOLOGIE

ET

THÉRAPEUTIQUE.

NOTICE

SUR LA MALADIE ÉPIZOOTIQUE APHTEUSE QUI A RÉGNÉ
DANS LE BESSIN (CALVADOS) SUR LES VACHES, LES
BŒUFS, LES MOUTONS ET LES PORCS, PENDANT
LES ANNÉES 1840, 1841 ET 1842,

Par M. VIGNEY, vétérinaire à la Cambe.

Depuis trois ans, les marchands de génisses
et de porcs gras se plaignaient de perdre jour-
nellement sur le prix des troupeaux qu'ils con-
duisaient soit à Paris, soit aux environs.

Cette perte, disaient-ils, était occasionée par
une maladie connue sous le nom de *cocotte*,
qui attaquait la presque totalité de leurs animaux; dès lors ceux-ci ne pouvaient plus marcher. Il fallait donc ou qu'ils laissassent en route

1845

les animaux malades (ce qui occasionait des frais considérables), ou qu'ils les vendissent à vil prix.

C'était toujours vers Passy-sur-Eure que les troupeaux éprouvaient les premiers symptômes de la cocotte. Nous étions loin de croire que cette maladie gagnerait de proche en proche et arriverait jusque dans le Bessin ; nous pensions, au contraire, que cette contrée serait exemptée, nous fondant sur ce que les animaux allaient toujours sur Paris, et qu'il n'en revenait jamais de notre côté.

Nous nous trompions : l'épizootie marchait lentement, à la vérité, mais toujours de l'est à l'ouest. Elle fut un an dans la vallée d'Auge avant qu'aucun cas eût paru dans le Bessin.

La crainte de cette maladie répandait la consternation parmi les cultivateurs de cette dernière contrée, dont toute la richesse (du moins pour la majeure partie) consiste dans leurs troupeaux de vaches laitières. La sécrétion du lait cessant ou diminuant beaucoup, pouvait entraîner la ruine des fermiers, qui n'ont, pour ainsi dire, que la ressource du beurre qu'ils envoient à Paris, pour payer leurs propriétaires.

L'effroi fut au comble, lorsque l'on sut que l'épizootie s'était approchée, et n'était plus qu'à quelques lieues du Bessin. Les marchés et les foires à bestiaux devinrent déserts ; personne n'osait y conduire les siens, soit dans la crainte de ne pas les vendre, soit dans celle de les faire communiquer avec d'autres déjà malades, ou qui se seraient trouvés avec des infectés. Ces précautions furent inutiles : l'épizootie arriva

Ce fut au mois de mai 1840 que j'eus, pour la première fois, l'occasion de remarquer cette maladie sur une vache appartenant à M. Énault, propriétaire à Isigny. Son garde me la présenta sur la route ; j'étais à cheval ; je pensai, au premier aperçu, mais sans faire grande attention, que c'était une maladie aphteuse sporadique. Le garde conduisit cette vache à sa destination.

Deux jours après, je fus appelé pour donner des soins à cette même vache. Je l'examinai fort attentivement, et d'après l'étude que j'avais faite de la maladie dans les journaux de médecine-vétérinaire, je reconnus les symptômes de l'épizootie régnante. Les six vaches qui étaient avec elle, ne tardèrent pas à être infectées. Le taureau qui les suivait, ayant sauté par dessus les clôtures, et passé dans un troupeau de quinze vaches appartenant à M. Le Bourgeois, d'Isigny, elles furent toutes, et en très-peu de jours, atteintes de la maladie. Ce propriétaire ayant conduit une partie des vaches malades à son habitation, la contagion ne tarda pas à se communiquer à ses porcs, ainsi qu'à quatre autres troupeaux de vaches, qui tous furent frappés de la même manière.

Pendant l'été de 1840, l'épizootie sévit faiblement, d'un côté ou d'un autre, dans la proportion d'une tête de bétail sur huit; en automne, il n'y eut que quelques cas fort rares; l'hiver en présenta davantage.

Mais, au printemps de l'année 1841, l'invasion du fléau s'opéra d'une manière effrayante; il semblait devoir ne rien épargner; tout ce qui avait résisté l'année précédente, fut infecté. Le mal gagnait habituellement de proche en proche, et lorsque par hasard il se détournait momentanément d'une ferme, d'un herbage où étaient des vaches, il venait plus tard les attaquer, et, au moment où j'écris, je ne connais d'exemples de cette maladie que cinq ou six fermes comptant à peine trois cents bêtes à cornes, sur plus de vingt mille qui existent dans les trois cantons de Balleroy, de Trévières et d'Isigny.

Je pense que la maladie épizootique qui fait l'objet de ce rapport, est la même que celle qui a été décrite par MM. Galée, Favre, Bosnard, Magne, ainsi que par le conseil de salubrité de Paris ; enfin, celle qui a régné depuis 1837 en France, et y règne encore, ainsi qu'à l'étranger. Cependant nous avons à faire remarquer quelques modifications, qui probablement sont dues aux localités.

Une maladie semblable, à peu près, à celle qui nous occupe, avait déjà paru dans différentes parties de la France ; plusieurs vétérinaires, entre autres feu M. Huzard père, en ont donné la description.

Dans la vallée d'Auge, une maladie également semblable, quoique moins intense, a régné pendant les années 1811, 1812, 1834 et 1835 ; elle a été observée par plusieurs médecins-vétérinaires.

Mais rien, absolument rien, n'indique qu'aucune de ces maladies ait paru dans le Bessin depuis un temps immémorial. Les personnes les plus âgées ne l'ont jamais vue, ni n'en ont entendu parler à leurs ancêtres.

Causes.

Il est impossible d'attribuer l'épizootie régnante à des influences atmosphériques, ni à la mauvaise qualité des fourrages, ni même à des causes locales. L'année 1840 a été froide et sèche ; l'année 1841, froide et humide. Cependant la maladie s'est montrée indistinctement à toutes les époques de ces deux années, et, dans tous les lieux, on l'a vue, au même moment, sévissant avec une égale intensité, sur le bord de la mer, dans la plaine et dans les marais. La neige, la pluie, la sécheresse, le calme et les vents, tout paraissait propice à son développement. Marchant tantôt régulièrement, d'autres fois inégalement, on pouvait, pour certains troupeaux, l'attribuer à la contagion ; pour d'autres, à l'épizootie, mais le plus souvent sans aucune donnée certaine.

Chez un même cultivateur, possédant cinq ou six troupeaux de vaches, vulgairement nommés vacheries, il arrivait qu'un troupeau en infectait un autre, et que les quatre ou cinq autres vacheries n'étaient attaquées que six mois, et même un an plus tard.

Pendant l'hiver, les vaches qui étaient dans la cour de l'habitation, étaient malades ; elles ne l'étaient ni dans les quatre étables qui entourent cette cour, ni à l'herbage. D'autres fois, c'était le contraire.

Dans plusieurs exploitations, l'épizootie commençait par les vaches ; dans d'autres , par exemple chez M. Voisin , cultivateur à Maisy , c'était sur les porcs qu'elle sévissait d'abord , ou sur les moutons , comme cela eut lieu chez M. Taillepied , fermier à Englesqueville.

Le développement de cette maladie est souvent si bizarre , que l'on serait tenté quelquefois de nier la contagion , qui , dans d'autres cas , devient évidente. Comment ne point admettre cette idée de la contagion , lorsque , dans le premier troupeau malade , on voit que la vache qui infecte les autres , avait été achetée à la foire de Balleroy , et qu'avant son arrivée il n'y en avait point encore eu de malades dans la contrée , ni à plusieurs lieues à la ronde ? En quatre jours , tout le troupeau dans lequel on met cette vache , est atteint. Le taureau passe avec quatorze autres vaches ; au bout de six jours , elles étaient toutes malades , malgré la précaution prise par le propriétaire de retirer chaque vache dès l'instant qu'elle paraissait triste. Ces vaches étaient conduites à la ferme , où elles ne tardèrent point à donner la maladie aux porcs , ainsi qu'aux autres *vacheries*.

M. Binet , cultivateur à Saint-Clément , conduit plusieurs vaches à la foire de Trévières. Il en ramène une seule , et la remet avec les autres. C'est celle-là qui, la première, ressent les atteintes de la maladie, et la communique à ses compagnes : et il faut remarquer que, jusques-là, il n'y avait eu aucun cas de cette maladie ni dans la contrée, ni dans les environs.

Je pourrais citer beaucoup d'autres faits de ce genre, qui tous militent en faveur de l'opinion que cette épizootie est contagieuse.

Mais en voici d'autres, qui sont en faveur de l'opinion contraire. En effet, que penser de la contagion, lorsque l'on voit plusieurs troupeaux aller, à la suite les uns des autres, par le même endroit qu'une vacherie infectée : le premier passe sans résultat fâcheux; le second est attaqué; le troisième ne l'est pas?

M. Poissy, propriétaire à Fontenay, avait plusieurs vaches malades; il désirait que douze génisses pleines de deux ou trois mois contractassent l'épizootie; il mit les unes et les autres à pâturer ensemble; les génisses mangent du foin imprégné de la bave infectée : pas une seule n'a gagné la maladie, au grand désappointement du propriétaire, qui craignait qu'elles n'en fussent prises au moment de vêler : ce qui précisément arriva aux douze génisses, quelques mois plus tard.

Sur plus de cent bêtes à cornes que possède M. Le Bourgeois, une seule n'a pas été atteinte.

Souvent plusieurs troupeaux de bœufs et de génisses ont passé la nuit dans le même herbage : un troupeau se trouvait infecté ; l'autre ne l'était pas.

En 1840, près de deux cents bêtes à cornes, de toute nature et de tout âge, ont été mises ensemble à pâturer dans le marais de la Cambe. La maladie s'y développa, peu de temps après leur réunion ; et, pendant plus de quatre mois qu'elles restèrent ensemble, il n'y en eut pas le quart d'atteintes.

Moi-même, en 1841, j'avais trois bandes de vaches à l'engrais. J'avais le plus grand soin de mettre toujours ensemble les dernières achetées, afin de faire éviter, si je le pouvais, la maladie à celles qui avaient le plus d'embonpoint. Un herbager vint me prévenir que les vaches qu'il avait achetées en même temps que les miennes, à la dernière foire, étaient malades ; dès le soir même, j'en fis séparer une ; le lendemain j'allai les visiter ; les quatre qui avaient été achetées ensemble, étaient prises ; les autres ne le furent que plus tard.

La vache que j'avais retirée, fut mise à pâturer

avec dix-huit autres des miennes Elle y était depuis huit jours en bon état, lorsqu'on s'aperçut qu'elle était triste et ne mangeait pas. Elle fut à l'instant séparée des autres, qui se portèrent bien encore pendant une semaine; au bout de ce temps, deux vaches sont atteintes. Une autre semaine s'écoule encore, avant qu'un nouveau cas se présente, et, pendant un mois à peu près, une, deux ou trois vaches tombaient malades chaque semaine; et, chose singulière, c'était toujours le lundi ou le mardi que je remarquais les premiers symptômes. Lorsque ces deux jours étaient passés, j'étais à peu près certain d'être huit jours sans avoir de nouveaux cas. La maladie cessa dans ce troupeau; mais, vers cette époque, elle attaqua mon troisième, composé de vingt-trois vaches; deux ou trois furent atteintes. Il s'est présenté de temps à autre quelques cas de maladie; mais plus de la moitié, sur mes cinquante, n'ont point été atteintes de l'épizootie.

Peut-on attribuer ce fait si rare à cette circonstance, que la réunion se composait d'individus achetés en différents lieux, n'ayant point été élevés dans les mêmes localités, et sur lesquels la maladie n'aurait pas eu la même influence?

Il serait assez difficile de l'admettre, lorsque l'on voit que M. Louis Dammane, mon voisin, se trouvait absolument dans la même position que moi, et que, sur plus de soixante vaches qu'il possède, deux ont échappé à l'épizootie. Chez un autre de mes voisins, sur quinze vaches, une seule est attaquée, et là se borne pour lui la maladie.

Chez le maire de Saint-Pierre-du-Mont, l'épizootie se développa pendant les grandes neiges dans un herbage au bord de la mer, et à plus de deux lieues loin des animaux infectés. Dans l'espace de dix jours, ses deux autres troupeaux de vaches qui étaient à l'herbe, celles qui avaient été mises à l'étable, ses veaux de l'année, ceux d'un an, de deux ou trois ans, ses porcs maigres furent tous atteint. Ses cochons gras seuls ont été épargnés. Il n'y eut aucun cas de maladie chez ses plus proches voisins, à l'exception du troupeau de M. Viel, qui fut entièrement atteint. L'épizootie s'arrêta, et ne reparut dans ce canton que plus de six mois après.

Chez M. Le Canu, à Maisy, plus de soixante bêtes à cornes furent atteintes en trois jours.

Chez M Carbonnel, sur cinq troupeaux éloignés les uns des autres, on remarqua des cas de maladie, dans quatre, le même jour. La même matinée présente plus ou moins de malades, dans douze troupeaux du voisinage.

En 1842, chez M. Lucas, cultivateur à Engranville, une seule de ses vaches fut d'abord atteinte de cette maladie; il en avait acheté plusieurs autres, qu'il avait mises à pâturer ensemble avec cette dernière. Elle fut malade la première, ainsi qu'une partie de celles qui avaient été achetées récemment; mais celles qui l'avaient été les années précédentes, furent épargnées.

Si l'on voulait décrire toutes les irrégularités de l'épizootie régnante, il faudrait passer en revue tous les troupeaux les uns après les autres, ce qui demanderait un temps considérable; car, dans tous, et partout, la marche du fléau a été différente. C'est au moins ce que j'ai remarqué sur plus de six mille bêtes à cornes et six cents porcs que j'ai dans ma clientèle. J'ai donc dû me borner à citer quelques faits, qui sont suffisants pour faire apprécier le caractère bizarre de cette maladie.

Maintenant voici quels en sont les symptômes.

Début de la maladie chez la vache laitière à l'herbage.

Tristesse, nonchalance, et cela tout-à-coup. Ptyalisme abondant et souvent fétide, difficulté extrême pour prendre les aliments, même impossibilité lorsque la vache paît; au lieu de prendre l'herbe de bas en haut avec les dents, c'est de haut en bas avec les bourlets, ce qui a lieu également lorsqu'elle recommence à manger. Oscillation des mâchoires d'un côté à l'autre, la bouche se trouvant embarrassée par les viscosités, ainsi que par l'épaisseur de la salive. L'animal, autant qu'il le peut, la tient ouverte pour respirer, ou pour se soustraire à la douleur qu'il éprouve dans cette cavité, et fait entendre un bruit que les cultivateurs du Bessin ont désigné sous le nom de *papper*.

Les oreilles sont basses, le poil est terne et piqué, les yeux sont quelquefois larmoyants, le pouls peu différent de l'état normal; cependant, chez quelques-unes il est plus activé. La rumination est lente, difficile et peu soutenue, les matières fécales, ainsi que les urines, ne sont pas dérangées; mais la sécrétion du lait diminue sensiblement.

Si la vache est en même temps atteinte par les pieds, ce qui arrive souvent, ou si la maladie débute par les pieds, l'animal reste comme s'il était cloué au sol, les jambes sont rapprochées du centre; si l'on veut le faire marcher, il éprouve une très-grande difficulté, paraît souffrir beaucoup, il lève les jambes à pic, comme s'il avait des épingles ou des épines dans les pieds. Il y a tremblement des muscles fessiers, ainsi que de ceux de l'épaule. L'épine dorsale est un peu voûtée en *contre haut*. Si l'on ouvre la bouche de l'animal, on aperçoit des points blanchâtres peu étendus, ou bien l'*épithelium* est soulevé sur la langue, sur les lèvres et même au bout du nez. Chez certains sujets, ces symptômes sont tellement faibles qu'ils pourraient passer inaperçus ; car alors les vaches ne cessent point encore de manger ni de marcher, seulement on remarque de la difficulté à prendre les aliments, à les mâcher, ainsi que dans l'action de humer les liquides.

Le deuxième et le troisième jour, le mal augmente, la rumination se suspend, le lait diminue beaucoup, les mamelles deviennent flasques, la marche plus pénible, la salivation plus abondante Les phlyctènes de la bouche ont acquis (chez quelques individus) tout leur développement.

Ce cas est rare, mais il existe. La langue sort de la bouche, exhale une odeur fétide, et laisse tomber une bave abondante, visqueuse, écumeuse, chargée des débris des phlyctènes de la membrane musqueuse J'ai donné des soins à plusieurs vaches qui avaient de ces phlyctènes dans la gorge. Elles ne pouvaient plus avaler, ne respiraient que difficilement, et laissaient couler par les narines un *mucus* jaunâtre. Le pouls alors est accéléré, le poil plus terne et plus piqué; l'amaigrissement marche si rapidement, que huit ou dix jours suffisent pour causer le marasme le plus complet. Un fait digne de remarque, c'est que les vaches les plus malades de la bouche, sont en général celles qui le sont le moins des pieds et des mamelles.

Dans le plus grand nombre, c'est à la pointe de la langue et sur le dessus que se trouvent les phlyctènes; elles sont à peu près de la couleur ordinaire de l'épiderme, transparentes, plus ou moins élevées, de forme irrégulière. Il s'y en trouve toujours, ou presque toujours, une, que l'on aperçoit la première, entre le bourrelet cartilagineux et la peau de la lèvre supérieure. Les autres, qui se trouvent disséminées dans la bouche, sur les gencives, sur les lèvres et sur le nez, varient dans leurs formes, leur grosseur et leur quantité. C'est le troisième ou le quatrième jour que ces vésicules crèvent. Ils répandent une sérosité blanchâtre; puis cette portion de l'épiderme tombe et laisse voir la membrane charnue rouge et sanguinolente. Si vous touchez la pointe de la langue, il reste à la main une peau épaisse, couverte de papilles nerveuses, tout à fait semblables à celles d'une langue de bœuf cuite que l'on pelle. Il faut que cette manipulation fasse considérablement souffrir l'animal ; puisque les plus doux s'en défendent avec force. Ces phlyctènes ou vessies, comme le dit M. Mathieu, ressemblent à des brûlures occasionnées par de l'eau bouillante que l'on aurait jetée dans la bouche.

Lorsque les pieds sont malades en même temps que la bouche, c'est aussi du troisième au quatrième jour que l'on trouve disséminées, çà et là, autour des onglons, dans leur intervalle, et en quantité plus ou moins considérable, des vésicules de forme et de grandeur différentes. Elles se prolongent quelquefois sous toute la sole, la détache ainsi que le pourtour de l'onglon. Il découle de ces phlyctènes une humeur d'un blanc jaunâtre, d'une âcreté telle, chez certaines vaches, que le coussinet plantaire est détruit, et, dans la partie qui lui correspond, laisse l'os du pied à nu.

Ce serait une erreur de croire que les quatre pieds d'un animal sont attaqués ensemble, ou également malades. Il n'en est point ainsi : chez quelques sujets, il n'y a qu'un seul pied de malade, le plus souvent deux, et ordinairement ce sont ceux de derrière, quelquefois même trois, mais toujours à des degrés différents.

Dans les cas ordinaires, et en exceptant celles dont nous avons parlé, il est rare qu'au bout de huit jours les vaches ne recommencent pas à se nourrir ; dès lors la lactation augmente ; tous les symptômes de la maladie de la bouche et de celle des pieds semblent disparaître, lorsqu'à ces deux premières succède celle des mamelles, qui, ainsi que les trayons, sont couvertes de pustules plus ou moins épaisses, quelquefois confluentes. Dans presque tous les troupeaux de vaches du Bessin, lorsque l'irruption mammaire a eu lieu, ou a été reconnue, il y avait déjà huit ou quinze jours, et même trois semaines, que la bouche, ainsi que les pieds, étaient guéris. C'est un cas extrèmement rare de voir la maladie attaquer en même temps les mamelles et les autres parties. Il y a même beaucoup de troupeaux, dont les mamelles n'ont point été atteintes, ou ne l'ont été que faiblement.

Ces vésicules sont blanchâtres, transparentes et cristallines à leur centre ; en s'éloignant de ce point, elles prennent une teinte jaunâtre, puis enfin deviennent presque rouges sur leurs bords.

Un fait qui s'est présenté assez fréquemment,

pourrait peut-être mettre sur la voie pour découvrir la nature de cette maladie : c'est qu'une certaine quantité de vaches, appartenant à différents troupeaux, ont transmis ces pustules aux personnes qui les trayaient habituellement, et qui avaient des coupures ou des excoriations, soit aux mains, soit aux bras. Il faut bien méditer cette vérité, qu'il n'y a eu que les personnes non vaccinées, chez lesquelles ces boutons ou vésicules se soient developpées, jusqu'au point quelquefois de devenir confluentes, et en si grande quantité, que ces personnes étaient forcées de cesser de traire, ainsi que de s'occuper de tout autre travail. Chez les individus vaccinés, cet état était remplacé par de petites rougeurs et une légère démangeaison.

Ces vésicules parcourent les mêmes phases que celles qui sont produites par le virus du vaccin, dont elles semblent ne différer en rien : Je pense que l'on peut les regarder comme étant de la même nature que le *cow-pox*.

Lorsque ces boutons sont écorchés sur les mamelles des animaux, l'action de traire en fait sortir le sang; alors la vache semble éprouver des douleurs vives, et elle se défend. S'il arrive qu'un ou plusieurs trayons augmentent de volume, l'inflammation gagne les glandes mammaires, surtout s'il se trouve, au bout du trayon, quelques-uns de ces boutons qui en obstruent le canal : alors l'inflammation devient très-aiguë; elle peut se terminer de plusieurs manières : d'abord, par résolution, ce qui est fort rare; il faut, pour cela, que le canal ne soit pas entièrement bouché, afin qu'à la longue la glande puisse être vidée; par atrophie : alors les fonctions lactifères sont anéanties et ne reparaissent plus, même aux nouveaux parts de la vache; elles demeurent dans un état d'annihilation.

Dans ce cas, le lait reste stagnant dans la glande, s'y décompose, forme des foyers purulents qui se font jour au-dehors. Des portions de la mamelle tombent, et le foyer se cicatrise; mais il s'en forme bientôt de nouveaux qui suivent la même marche, puis sont encore remplacés par d'autres, jusqu'à la destruction presque entière d'une ou plusieurs glandes, et même de la totalité du pis. Ces sortes de foyers peuvent se succéder pendant une année; il arrive même qu'ils persistent pendant toute la vie, gangrènent alors la glande ou le pis entier, qui tombe d'un seul morceau, et répand une odeur nauséabonde.

L'induration vient aussi quelquefois à la suite de la suppuration, ou le gonflement inflammatoire passe à l'état chronique ; alors la glande reste dure et sensible ; elle participe souvent au gonflement du part, qui peut déterminer de nouveau la perte d'une portion ou de la totalité de cette glande. Souvent encore le trayon se gangrène en partie ou en totalité ; dans cet état, si l'on cherche à le vider, on en retire avec peine une matière rougeâtre, sanguinolente, d'une extrême fétidité.

Cette complication est fort à redouter, non-seulement elle supprime, en tout ou en partie, la sécrétion du lait ; mais encore elle ôte l'appétit à la vache, que l'on ne peut plus engraisser. On a vu plusieurs *mammites* apparaître tout-à-coup et sans cause connue ; elles attaquaient particulièrement les vaches à l'engrais ; elles se fixaient, sur une seule glande, sans qu'il y eût eu de boutons, ou après qu'ils étaient passés ; elles font souffrir et maigrir les animaux.

Ces mammites ont paru au moment où l'appétit des vaches étant revenu, la lactation avait reparu dans son état primitif.

Les cultivateurs les croyant guéries, regardaient la maladie comme si peu inquiétante, qu'ils n'y avaient rien fait. Chez quelques-uns, à la vérité, l'épizootie a été si bénigne, qu'ils ont abandonné leurs vaches à elles-mêmes, en les laissant à l'herbage. Mais, outre la complication que nous venous de décrire, il s'en est présenté, particulièrement pendant l'été dernier, une autre dont nous allons parler.

La maladie du pied, que l'on croyait guérie chez la plupart des bêtes, ou en voie de guérison, a reparu dans plusieurs troupeaux, ou isolément sur plus ou moins de vaches, mais à des degrés différents, depuis la simple boiterie jusqu'à l'impossibilité de se lever ; si on les y force en les frappant, elles se laissent tomber aussitôt, en manifestant une vive douleur, qui détermine une élévation dans la respiration, telle que l'animal est presque suffoqué.

Ces derniers symptômes marchent lentement, et ne se font apercevoir que plus ou moins longtemps après l'invasion de la maladie. Parmi les pieds, il s'en trouve un plus malade un jour ; le lendemain, c'est un autre, et, ainsi que nous l'avons déjà dit, toujours à des degrés différents.

Si, à cette période de la maladie, on examine les pieds, on ne voit plus de pustules, les traces même en ont disparu ; mais on trouve de la chaleur, de la douleur et du gonflement, qui quelquefois s'étend jusqu'au dessus du boulet. Les onglons s'écartent et laissent voir la peau qui les unit. Dans la majeure partie de ces cas, la peau est d'un rouge violacé, déchirée irrégulièrement dans le milieu, et permet de découvrir un bourbillon. Ce bourbillon sort par l'ouverture de la peau, à mesure qu'elle se détache, et finit par tomber, du huitième au douzième jour, en laissant une large plaie allongée, excavée, d'un rouge noirâtre, de laquelle il découle un ichor de même nature, d'une odeur fort désagréable, servant de véhicule à des portions de tissus qui se détachent de la plaie. Le mal peut pénétrer si profondément, qu'alors il atteint le ligament capsulaire, ainsi que la membrane synoviale de l'articulation du premier phalangien avec le second, ou de celui-ci avec le troisième, et cela dans leur partie interne. La synovie s'écoule par la plaie, le cartilage de revêtement est détruit; des fistules se forment à l'extérieur, les os augmentent de volume, et, lorsque l'on croit la plaie cicatrisée, une nouvelle fistule se forme, et paraît au milieu d'un espèce de *cul-de-poule*

La claudication, un moment assoupie, reparaît avec force; l'animal n'ose marcher, maigrit, et le pied se déforme de plus en plus; lorsque la cicatrisation a lieu, il reste boiteux.

Cette complication de la maladie, qui n'a presque jamais lieu qu'à un seul onglon et à un

seul pied , s'est présentée sur trois vaches et u...
veau, appartenant à M. Joachim Le Verrier, propriétaire à Criqueville

Cependant , à ma connaissance , une seule
vache, appartenant à M. Augé , de la Cambe ,
a éprouvé cette complication aux deux pieds de
derrière , ainsi qu'à leurs deux onglons. Elle a
été longtemps sans pouvoir se lever, et depuis
six mois qu'elle a eu la maladie, elle marche
encore en ce moment avec une extrême difficulté. M. Augé a une autre vache attaquée de
cette affection aux deux onglons d'un des pieds
de derrière.

Outre cette complication , il en existe une
autre encore beaucoup plus grave, en ce que
non-seulement elle amène la chute du ligament
transversal , mais encore celle de toute la peau
unissant les onglons, ainsi que d'une portion de
celle du paturon et de la couronne, tant en
avant qu'en arrière de la cavité *interdigitée.*

Elle tombe d'un seul morceau, en laissant une
plaie vide, beaucoup plus large que dans le premier cas ; ayant la même odeur, et qui laisse
échapper une espèce de putrilage, quoique cependant les pieds soient moins gonflés. Comme
la première, elle se manifeste ordinairement,
et plus particulièrement aux deux pieds de

derrière (elle peut aussi attaquer ceux de devant). Souvent le délabrement est tel, qu'il s'étend jusques aux onglons et dans leur pourtour. Alors le pied ne présente plus qu'une large plaie hideuse. Le ligament interdigité étant tombé avec la peau, on en voit à nu les ligaments latéraux internes, l'insertion tendineuse des muscles extenseurs, enfin toutes les parties sous-jacentes de ces organes, lesquelles sont elles-mêmes menacées d'exfoliation, ou d'une chute totale, soit par la même cause, soit par l'impression de l'air, ou par des substances irritantes mises en contact avec elles.

La chute de l'insertion du muscle extenseur interne, rond, du pied, est ce qu'il y a de plus à craindre et de plus fâcheux. En effet, il s'attache sur le premier et le second phalangien, ainsi que sur la capsule synoviale qui les unit. Dans ce cas, l'articulation se trouve ouverte, la synovie coule, le cartilage d'encroûtement tombe, les autres ligaments s'exfolient, la jointure s'ouvre, les os sont frappés de nécrose. Alors le mal est incurable, à moins qu'il ne se trouve qu'un seul onglon d'attaqué; mais alors il faut se hâter d'en faire l'ablation. S'il y a plusieurs onglons malades, il n'y a d'autre parti à tirer de la vache que celui de la tuer, soit pour la bon cherie, soit pour la salerie.

Pour faire comprendre, autant que je le puis, les diverses circonstances de cette recrudescence de la maladie des pieds dans l'épizootie, je citerai entre autres divers exemples, pris sur des troupeaux auxquels j'ai donné des soins.

M. Le Petit, maire de Deux-Jumeaux, avait un troupeau de seize vaches, dont sept, après vingt jours de maladie des pieds, finirent par ne plus pouvoir se lever. Elles furent séparées des autres; au bout d'une semaine, quatre d'entre elles étaient en assez bon état et furent remises dans le troupeau; les trois autres, qui n'étaient pas guéries, avaient paru, dans le principe, quoique couchées, moins malades que les quatre premières; leurs pieds étaient moins gonflés, cependant elles refusaient de se lever. Pour l'obtenir, il fallait les frapper, ou, mieux encore, les faire mordre par un chien; quand elles étaient debout, la respiration devenait difficile jusqu'à les suffoquer; elles ne pouvaient faire dix pas sans retomber, et alors il n'y avait plus aucun moyen possible de les faire relever.

En examinant les pieds de ces trois vaches, on apercevait à deux des pieds de la première, à trois de ceux de la seconde et aux quatre de la troisième, dans les mêmes parties des pieds que j'ai déjà indiquées, la portion malade de la peau se détacher de la portion saine; puis une forte eschare, formée par la peau et le ligament transversal (qui , je le répète, tombe si l'on ne se hâte de l'abattre). Chez la première de ces vaches, après l'eschare tombée des plaies des deux pieds de derrière, la chute des tendons et des ligaments ne tarda pas. Elle eut lieu aux quatre onglons à la fois, en sorte que si on les pressait, l'articulation du premier phalangien avec le second s'ouvrait, laissant écouler une grande quantité de synovie et de sang gâté, servant de véhicule à des portions tendineuses et osseuses de couleur noirâtre et répandant une forte odeur de carie. Comme les quatre onglons des pieds de derrière étaient affectés au même degré ; que les onglons des pieds de devant étaient aussi malades, quoique beaucoup moins; que cette vache, qui ne pouvait plus se lever depuis plusieurs jours, restait sans abri dans le milieu d'un herbage, exposée au soleil de juillet, je conseillai à son propriétaire de la faire tuer, pour la salerie, ce qu'il fit.

Chez la deuxième vache, la chute de la peau interdigitée, ainsi que du ligament transversal, n'avait eu lieu qu'aux deux pieds de derrière et

à un seul pied de devant, l'autre était resté par-
faitement sain Elle semblait éprouver un mieux
sensible, de temps en temps elle se mettait
même debout pour aller paître, lorsqu'elle
cessa tout-à-coup, ne pouvant plus se lever.
Alors les ligaments ronds internes des muscles
extérieurs tombèrent, à leur insertion aux six
onglons malades, laissant ouvertes les articulations des premiers phalangiens avec les seconds;
dans tout, il y avait écoulement de synovie.

Cette vache, quoique mangeant toute l'herbe
qu'on lui coupait, dépérissait à vue d'œil. Son
maître en désespérait. Mais comme elle était trop
maigre pour en tirer parti, on ne put la sacrifier.

On continua de la nourrir et de la panser,
au bout de quelques jours, les trois articulations
internes des onglons se cicatrisèrent. Les trois
externes paraissaient aussi devoir arriver à ce
résultat, lorsqu'il se forma des foyers puruleuts.
A cette époque les articulations ne donnaient
plus de synovie, elle était remplacée par un pus
blanc, qui se faisait jour à travers une ou plusieurs fistules, lesquelles, par moments, vou-
laient se cicatriser; puis, l'ancien foyer s'ouvrait
de nouveau. Et *vice versâ*. Malgré tous ces accidents, les deux pieds de derrière finireut par
se cicatriser. Il ne resta plus qu'une seule fistule

au pied de devant, laquelle existe encore aujour-
d'hui. Cette vache étant mise à l'engrais, elle se
nourrissait bien, piétinait lorsqu'elle était debout; marchait sur les talons avec difficulté.
Des *spina ventosa* existaient à toutes les pha-
langes, suivant qu'elles étaient plus ou moins
affectées. Les sabots s'allongeaient, et, dans la
marche, sortaient de leur ligne, se croisant et
frappant l'un contre l'autre.

La troisième vache fut portée à l'étable, et
mise sur une bonne litière. Les eschares des
quatre pieds, formées par la peau et le ligament
transversal, furent enlevées avant le terme de
leur chute. Les plaies se cicatrisèrent assez
promptement, sans qu'aucune complication
parût. Cette vache mangeait bien, cependant
elle maigrissait. Elle cessa de se lever; une
teinte jaunâtre se fit apercevoir sur la peau, là
où elle est plus mince et sans poil, une affection ictérique survint avec perte d'appétit; con-
stipation, avortement, puis enfin la mort.

Le pronostic à faire sur les suites de la chute
de ces eschares est donc fort incertain, à cause
de la diversité des parties qui se trouvent affectées consécutivement. Car, outre les accidents
dont nous venons de parler, et après que la cicatrisation simple a eu lieu, dans un temps

plus ou moins long, il se forme des périostoses, des exostoses même de l'os du canon, le long duquel tombent des eschares formées par les parties tendineuses. La chute de la peau, ainsi que du ligament transversal, occasionne peu à peu la difformité de la corne des onglons ; par fois elle est grosse, ramassée, rugueuse et par bourrelets ; son décollement avec sa *cutiture* forme plusieurs sabots s'adaptant les uns dans les autres, qui, lorsqu'ils se rompent, font beaucoup souffrir l'animal. D'autres fois cette corne est mince, effilée, toujours rugueuse, cassante, se dirigeant en dehors, en dedans, en dessus, en dessous et se roulant en forme de corne de bélier,

Le décollement de la sole aussi a ses complications ; des corps étrangers s'interposent entre elle et les parties vives. Ils forment des foyers purulents, presque toujours placés vers la pointe de l'onglon ; on trouve très-souvent aussi des graviers, même des cailloux qui se sont implantés dans la sole charnue, ou entre deux soles de corne. Dans ces cas, il existe, à certains pieds, trois ou quatre de ces soles les unes sur les autres.

Les maux de pieds qui forcent les vaches à rester longtemps couchées, déterminent l'usure et la chute de l'épiderme, ainsi que celle du derme, et , comme ceci souvent arrive sur les articulations , particulièrement sur la coxo-fémorale , les parties ligamenteuses capsulaires tombent , et même le trochanter se nécrose , puis l'articulation s'ouvre , et un écoulement de synovie a lieu. Il se forme autour du fémur, des os du bassin , du tibia , des foyers qui contiennent douze à quinze litres d'un pus blanchâtre , liquide et infect.

Lorsque l'animal se traîne sur les genoux , ce qui arrive fréquemment , le poil de cette partie s'enlève , la peau se tuméfie , ce qui le force à se remuer continuellement , et détermine une arthrite ou une hydarthrose. L'inflammation gagne l'avant-bras , et le sujet succombe , soit avant , soit après l'ouverture de l'articulation. L'inappétence, accompagnée de la diarrhée , presque toujours précède de quelques jours cette triste terminaison.

La maladie peut se présenter sans cause connue sur une articulation , et déterminer les lésions , toujours mortelles , que nous venons de décrire.

Au début de l'épizootie , j'ai eu dans ma clientèle plusieurs vaches affectées d'irritations hémorrhagiques inflammatoires de l'intestin ou de la moelle épinière : dans l'un et l'autre cas, elles sont restées presque toujours couchées Elles sont presque toutes mortes.

On pourrait juger à tort, je pense, que la maladie a été détournée de ses voies ordinaires, et qu'au lieu de se porter sur la bouche et sur le pieds, elle les a épargnés pour frapper d'autres parties ; mais le contraire a eu lieu Ce sont souvent les vaches les plus malades qui ont éprouvé ces sortes d'irritations ou qui sont mortes par suite d'anciennes maladies chroniques. Peut-être que sans le concours de ces dernières, ces vaches auraient éprouvé ces mêmes irritations ; c'est ce que je ne me permettrai pas de juger. Cependant, en général, je n'ai pas eu, cette année, plus de maladies internes que les précédentes, sauf toutefois celles qui ont été déterminées par la souffrance des pieds et des articulations.

On a parlé de maladies du feuillet comme étant une complication de l'épizootie. J'ai donné des soins à une grande quantité de vaches qui étaient sous diverses influences, ainsi que dans des conditions différentes ; pas une seule ne m'a présenté une affection du feuillet. Il m'est donc permis de douter de cette nouvelle complication, jusqu'à ce que des observations positives viennent fixer mon opinion.

Passons maintenant au traitement.

Il y a une grande quantité de vaches dans le Bessin ; elles en font la première richesse, par le beurre dit d'Isigny ; plusieurs fermes en comptent jusqu'à cent cinquante. Elles pâturent toute l'année dans les herbages, où, l'hiver, on leur porte du foin. Elles sont à l'état de semi-nature, et beaucoup n'ont jamais été attachées ; ce qui n'étonnera personne, lorsque l'on saura qu'une ferme de cent n'a d'étables ou bâtiments que ce qu'il faut pour en rentrer au plus quinze. Elles demandent donc peu de soins, et l'on concevra facilement que l'épizootie s'étant fait sentir au moment des récoltes, il eût été fort difficile aux cultivateurs, pour ne pas dire impossible, de gargariser la bouche, ainsi que de lotionner les pieds de leurs bestiaux malades plusieurs fois par jour ; de faire usage de fumigations, fomentations, bouchonnements, enfin de tous les petits moyens hygiéniques, recommandés par plusieurs auteurs qui ont écrit sur la maladie aphteuse. Un anonyme a fait insérer dans les journaux de Bayeux un moyen curatif, consistant à faire fréquemment gargariser la bouche avec de l'eau aluminée. Dans le commencement, les cultivateurs n'ont rien fait de tout cela, et, ainsi que je l'ai déjà dit, la majeure partie des bestiaux ont été abandonnés à eux-mêmes ;

on leur portait du foin, ou bien on leur fau-
chait de l'herbe, la plus haute des herbages,
laissant du reste agir la nature. Quelques herbagers, en bien petit nombre, ont, au début
de la maladie, appelé les vétérinaires ou les
guérisseurs. C'était alors la croyance commune
qu'il n'y avait rien à faire, et que la nature toute
seule guérissait les vaches. Aussi la plupart n'ont-
ils réclamé les secours de l'art que dans les
grandes complications, et souvent lorsque la
maladie était devenue incurable.

Il eût été d'ailleurs fort difficile, pendant le
printemps et surtout l'été, pour ne pas dire
impossible, de se procurer la quantité de ra-
cines et de farineux nécessaire pour les nourrir :
à cette époque de l'année, il n'y en a plus. Il
ne reste même presque plus de grain. Il fallait
donc se borner exclusivement à l'herbe, au trèfle
et au foin, que les herbagers faisaient placer
dans le fond de la bouche des vaches qui ne
pouvaient mâcher. Quelques cultivateurs leur
faisaient avaler de la soupe, et les animaux
s'en sont bien trouvés. En voici un exemple.
Ce fut pendant les grandes neiges de l'hiver
de 1841 que la maladie fit invasion sur les
bestiaux de M. Laurent, sans autre exception
que ses porcs gras. Une partie de ses vaches

étaient dans un herbage sur le bord de la mer.
Un autre troupeau en était éloigné de plus d'un
kilomètre ; toutes, par un froid de plus de 8
degrés, étaient couchées, la nuit comme le jour,
sur 20 à 25 centimètres de neige. M. Laurent
faisait donner à chacune de ses vaches, tour-à-
tour, un mélange de pommes de terre cuites
et de marc (résidu) de cidre, la récolte des
pommes ayant été très-abondante, la fabrica-
tion du cidre fournissait beaucoup de marc,
qui n'avait aucune valeur. On en donnait donc
à satiété aux bestiaux les moins exténués.

Deux personnes étaient chargées de ce soin,
du reste assez facile, puisque si les vaches refusaient, la première ou la seconde fois, de prendre
cette alimentation, la troisième, elles ouvraient
seules la bouche pour la recevoir.

Voilà quel fut le seul traitement de ces vaches.
Cette nourriture leur réussit ; elles furent si bien
soignées que, sur 100 kilog. de beurre qu'elles
donnaient par semaine, étant en bonne santé,
M. Laurent n'en perdit que 13 kilog. pendant
celles où elles furent le plus malades.

Cette diminution ne doit point être attribuée
tout entière à la maladie ; on doit en mettre une
partie sur le compte de l'atmosphère et de la
grande quantité de neige qui était tombée, lors-

que la maladie se déclara. Ces vaches se trouvaient tout à la fois privées d'herbe fraîche et d'une partie de leurs aliments, à cause du mal qu'elles avaient dans la bouche, et d'ailleurs, souffrant des pieds, elles éprouvaient un frisson, puis un tremblement en avant du grasset, ainsi qu'en arrière des épaules. Du reste, les fonctions se faisaient comme à l'état normal.

Je blâmai les saignées qui avaient été faites ; je fis cesser la diète ; je conseillai de les nourrir aussi fortement que possible ; j'en ai dit plus haut les résultats sous le rapport des produits que les vaches rendirent. Quant au rétablissement de plus de 80 vaches et veaux, il fut très-prompt, quoique plusieurs aient été attaqués de maux de mamelles et de pieds. Mais la neige fondit ; on les remit en bonne herbe, et là se borna l'effet de la maladie.

J'ai cité la maladie de ce troupeau plutôt que celle des autres, parce que ces vaches ne prenaient que ce qu'on leur insérait dans la bouche, et qu'elles sont restées constamment exposées à un froid des plus rigoureux ; et aussi, pour consigner ici deux choses importantes à constater : la première, que la diète et la saignée, en faisant diminuer de beaucoup la lactation, ne procurent point une guérison plus prompte ; la seconde, que l'air libre, quelle que soit la température, n'aggrave pas la maladie, mais, au contraire, en facilite la guérison, comme on en vient de voir un exemple frappant. Par précaution, M. Laurent avait fait rentrer à l'étable ses vaches pleines les plus avancées vers leur terme. Ce fut justement celles-ci qui, comparativement, donnèrent le moins de lait.

Elles semblaient regretter ce changement. Tant il est vrai que l'état de nature et de liberté est nécessaire aux animaux, surtout lorsqu'ils y sont habitués !

Les vaches qui ont le plus souffert de l'épizootie, sont celles qui en ont été atteintes pendant les chaleurs. L'ombre leur était indispensable pour éviter l'insolation, ainsi que les mouches, qui les piquaient vigoureusement, surtout celles qui avaient mal aux pieds. Ces insectes s'introduisaient dans les plaies, y déposaient leurs œufs, qui ne tardaient point à éclore. De tout ceci il faut donc conclure que le froid le plus intense contrarie plutôt la maladie qu'il ne la favorise, et qu'au contraire la grande chaleur nuit à sa guérison. Ainsi donc, si l'on veut conserver la lactation, objet le plus précieux dans l'intérêt des herbagers ; point de chaleur, point de diète, point de saignée. Aussi, lorsque j'étais appelé dans le début de la maladie, pour donner des soins soit à des vaches laitières, soit à des vaches à l'engrais, ma première prescription était de bien les nourrir, et d'éviter un herbage par trop humide, à cause des maux de pieds.

Lorsque les pustules de la bouche étaient percées, je les faisais nettoyer et sécher avec un linge très-doux ; puis, au moyen d'un pinceau fait du poil de la queue de la vache, toucher avec un mélange de cinq parties de nitrate d'argent, fondu et dissous dans 100 parties d'eau distillée. J'ai employé aussi le pernitrate de fer, mais rarement, à cause de la trop grande quantité des vaches et de leur indocilité. Cependant ce dernier moyen a paru les soulager et faciliter la mastication. Si l'on touchait la place des pustules avant la cautérisation, ces animaux souffraient beaucoup ; mais, après cette opération, il n'y avait plus sensation douloureuse ; ils éprouvaient de vives douleurs, lorsque le pinceau passait pour la première fois sur ces parties, ou lorsqu'ils mangeaient ; mais la seconde application était, pour ainsi dire, insensible.

Il est démontré, tout le monde est d'accord sur ce point, que ce moyen, qui a été employé sur les vaches les plus malades, leur a rendu la faculté de manger, deux ou trois jours plus tôt qu'à celles, beaucoup moins malades , sur lesquelles la cautérisation n'avait pas été pratiquée.

Des caustiques peu dispendieux, et qui ne demandent qu'une seule application, pourraient encore être employés avec avantage : car ce qu'il importe, c'est que la vache laitière mange le plus promptement possible , parce que deux jours d'abstinence font diminuer le lait, pendant un temps plus ou moins long.

Lorsque la bouche ne présentait qu'une seule plaie , parce que les pustules envahissaient toute la muqueuse buccale, je faisais remplacer le crin du pinceau par du linge chargé de pernitrate de fer , je faisais mâcher ce linge aux vaches. J'ajoutais des gargarismes d'oximel simples , répétés plusieurs fois pendant le jour. Avec ce traitement, une vache appartenant à M. Le Paysan de Caenchy, mangea de l'herbe au bout de trois jours, et cependant sa bouche, sa langue avaient pelé dans toute leur étendue, et répandaient une odeur fétide. Je fus fort surpris de la promptitude de cette guérison.

Dans le début de la maladie des pieds, je coupais toutes les parties vives et cornées, jusqu'à faire saigner. Je nettoyais et séchais toutes les plaies, puis je les cautérisais, soit avec une dissolution de nitrate d'argent, soit avec le pernitrate de fer, que j'ai employé plus souvent, et dont je me suis servi pour cautériser toutes celles de mes vaches qui ont été malades, sans qu'aucune complication ait eu lieu.

Si, dans le commencement ou dans le cours de la maladie, de fortes escarres, telles que la peau interdigitée, le ligament transversal, semblent vouloir se détacher, il faut se hâter de mettre les vaches à l'abri de l'humidité, du soleil et des insectes. Il faut donc les rentrer, leur faire bonne litière, leur fournir une nourriture saine et substantielle, afin de leur donner la force de supporter un traitement qui peut être long. Mais si les vaches demeurent longtemps couchées et mal nourries, elles se trouvent, après la guérison, dans un tel état de faiblesse, qu'elles ne peuvent plus se lever, et alors les soins, les médicaments sont en pure perte; la vache succombe.

Aussitôt l'escarre tombée, je fais panser avec le *digestif* simple, légèrement camphré, recouvert avec de l'étoupe hachée; puis je fais placer par-dessus un sachet, rempli de son frais non mouillé.

Si la plaie est en voie de guérison, je remplace

le digestif par du cérat saturné. Si, au contraire, elle s'agrandit et devient ulcéreuse, je fais un mélange de deux parties de charbon pulvérisé et d'une de quinquina rouge, dont je saupoudre la plaie, et je substitue au sachet de la poudre de gentiane.

Si les chairs s'élèvent et montent, le pansement se fait avec l'onguent égyptiac, et s'il se forme des *cerises*, je les touche avec du chlorure d'antimoine.

La chute du ligament rond extenseur interne entraîne toujours une portion de l'os qui y sert d'insertion, ainsi que de la capsule synoviale de l'articulation du premier et du deuxième phalangien. Je bouche, avec de la charpie ou de l'étoupe fine, imbibée de digestif camphré.

Je ne répèterai pas ce que j'ai déjà dit sur la chute des autres tendons et sur son résultat.

Lorsqu'on ne peut tirer aucun parti de la vache, j'emploie, pour amoindrir les grandes douleurs, les émolliens mêlés avec la ciguë ou la morelle pilée. Si des portions d'os se nécrosent et se trouvent suspendues dans les chairs, ce qui s'annonce par des fistules ou culs de poule, je dilate l'ouverture, et, après avoir donné les soins hygiéniques convenables, je fais nettoyer, laver et sécher les pieds, et, lorsqu'il y a du gonflement, je fais saigner, autant que possible, les parties tuméfiées, qui se trouvent ordinairement autour du paturon, dans le réseau de la veine plantaire. C'est sur cette partie qu'il faut donner autant de coups de flamme qu'on le peut : car le sang y séjourne plus particulièrement, s'y décompose et y forme des foyers purulents. Cependant il faut bien prendre garde, et ne point enfoncer la flamme jusqu'aux ligaments du pied, ni la faire toucher soit à la capsule synoviale, soit à l'os du paturon, parce qu'au lieu de diminuer l'inflammation, on l'augmenterait sensiblement. Après avoir dilaté, je fais mettre le pied dans l'eau tiède, pour le faire saigner (on peut, par ce moyen et dans certains cas, ôter deux ou trois kilogrammes de sang) ; alors la peau est épaisse, les vaisseaux dilatés et remplis d'un sang noir et stagnant. Un coup de flamme fait jaillir autant de sang que d'une forte veine. Un bœuf, appartenant à M. Le Hérichon, de Saounet, donne un exemple de ce fait : un seul coup de flamme, donné le long et en avant du canon, le fit tomber d'épuisement, et cette forte saignée, arrêta une affection de poumon qu'il avait depuis quelque temps. Après avoir fait saigner et baigner les pieds, je les faisais envelopper dans des herbes émollientes, et arroser d'eau plusieurs fois par jour. Aussitôt que cela se peut, il faut se hâter de détacher les escarres, et si, de nouveau, les pieds se gorgent de sang, recommencer à donner des coups de flamme, et ainsi de suite, jusqu'à parfait dégorgement; après avoir détaché les escarres, on cautérise les ouvertures.

Lorsque le spina ventosa se développe et que la vache recommence à marcher, il faut oindre la peau de dessus avec du populéum; on cherche à ramener la corne à son état primitif, en la taillant et en l'enduisant avec de l'onguent de pied. Si l'animal marche sur les talons, on pose deux fers à forts crampons. S'il se traîne sur les genoux, on prend une toile fortement matelassée que l'on attache sur cette partie, dans le double but de la garantir du frottement, et de la préserver de l'humidité qu'il faut craindre.

Lorsqu'il y a des pustules sur les mamelles, il faut, autant que possible, éviter de les faire saigner; aussitôt que les vaches sont traites, les laver avec de l'eau végéto-minérale, les sécher avec du vieux linge, puis y mettre une légère couche de cérat saturné et opiacé. Si un bouton se place au bout du trayon, il faut tâcher de tenir l'orifice ouvert avec un peu de cire, et surtout avoir le plus grand soin de ne pas laisser de lait dans la glande.

Si une ou plusieurs glandes sont enflammées, il faut rentrer la vache à l'étable, la saigner, la mettre à la diète, faire sur ces glandes des lotions émollientes, leur faire prendre des bains de vapeur; en genéral, on traite les mamelles comme celles qui ont des maladies déterminées par toute autre cause (voyez le rapport de M. Le Coq, Mémoires de la société vétérinaire du Calvados et de la Manche), ainsi que les différents accidents dont se complique l'épizootie.

Je ne finirai pas ce qui a rapport au traitement des vaches, sans réfuter une erreur assez généralement répandue. On a dit que le lait des vaches malades était mauvais et malfaisant. Il n'en est rien. Et d'abord, avant l'invasion de l'épizootie, une maladie pustuleuse à peu près semblable s'était fait sentir dans le Bessin sur le pis des vaches. Suivant plusieurs médecins et vétérinaires, elle attaquait les hommes et les animaux, et le lait des vaches n'avait rien perdu de sa qualité bienfaisante. Dans celle-ci, le lait, loin de perdre rien de ses qualités, était, au contraire, plus butyreux, et, toutes choses égales d'ailleurs, la même quantité de lait rendait plus de beurre et d'aussi bonne qualité après la maladie qu'auparavant; ce qui étonnait les fermiers.

Quoique les porcs n'aient été attaqués qu'aux pieds, la maladie n'en a pas moins fait un tort considérable, surtout aux marchands. Elle était d'autant plus grave, que les animaux avaient fait plus de chemin. La chute instantanée des onglons en était presque toujours la suite, et la première chose que l'on apercevait, était le décollement, puis la perte immédiate de cette corne.

La route augmentait le mal; mais elle n'en était pas la cause première : car, dans les fermes du Bessin, les cochons qui ne voyageaient point, ont de même ressenti les effets de l'épizootie. La majeure partie ont aussi perdu leurs ongles; mais, longtemps après l'invasion de la maladie, ils ressentaient des douleurs si vives dans les pieds, qu'ils ne pouvaient plus marcher, et se traînaient sur les genoux. Les laies qui allaitaient ont surtout beaucoup souffert; quelques-unes ont succombé, ainsi que leurs petits, qui mouraient subitement; plus ils étaient jeunes, plus la mortalité sur eux était grande.

Le traitement est assez simple : dès que l'on s'aperçoit que les porcs sont attaqués, il faut les faire rentrer, les tenir proprement sur de bonne litière, éviter l'humidité et bien les nourrir. Aussitôt que l'on voit la corne se détacher, on ôte tout ce qui est décollé, puis on panse une ou deux fois, avec la dissolution de nitrate d'argent ou le pernitrate de fer. Ce procédé m'a presque toujours réussi, et les cochons n'ont point tardé à être guéris.

La maladie frappe les brebis de la même manière que les vaches, et aux mêmes endroits, c'est-à-dire à la bouche, aux mamelles, ainsi qu'aux pieds. Je ne l'ai d'ailleurs observée que sur le troupeau de M. Taillepied, et sur quelques brebis appartenant à M. Gouye, d'Isigny. Ces dernières, qui, au début de la maladie, étaient avec des vaches infectées dans le même herbage, n'éprouvèrent alors aucun des effets de l'épizootie ; elles ne les ressentirent que plus de deux mois après avoir été séparées des vaches malades.

Je pansais avec le pernitrate de fer. Aucune complication n'eut lieu, même chez les agneaux, et la guérison fut assez prompte.

Je terminerai cette notice en posant une question sur laquelle il serait important d'être fixé, et dont, jusqu'à présent, personne, que je sache, ne s'est occupé.

L'épizootie aphteuse revient-elle frapper une

seconde et une troisième fois la vache qui l'a déjà ressentie une première?

Si cela était, il ne faudrait pas trop se réjouir d'avoir sauvé ses bestiaux d'une première invasion, et il resterait toujours un peu d'inquiétude; mais heureusement, jusqu'à présent, je n'ai rien obsersé de semblable.

Plusieurs herbagers prétendent, il est vrai, l'avoir vue une seconde fois sur une des vaches de M. Le Chevalier, à Osmanville. M. Bayeux dit aussi qu'une des siennes a été attaquée une seconde fois, mais très-faiblement. Cependant ni l'un ni l'autre n'ont appelé les gens de l'art, et ce fait, s'il a existé, valait bien la peine d'être constaté.

Ces Messieurs changent de vaches à tout moment; l'épizootie avait atteint leurs bestiaux en 1840; elle a recommencé en 1841 sur leurs nouvelles vaches, qu'ils avaient mises avec les anciennes. Ont-ils fait erreur? Ils prétendent que non. Mais n'auraient-ils point pris pour une seconde maladie ce qui n'était qu'un reste de la première mal guérie?

MM. Poissy et Le Bourgeois changent aussi continuellement de vaches; ils n'ont signalé aucun cas de seconde invasion sur le même sujet. Mais toutes celles de leurs vaches qui n'avaient point été malades en 1840, l'ont été en 1841, à l'exception, pour M. Poissy, d'une seule, qui a été épargnée ces deux fois.

D'un autre côté, les marchands de génisses affirment en avoir eu de frappées de cette maladie deux et même trois fois.

Mais aucun cas n'a été constaté positivement. D'ailleurs le laps de temps qui s'est écoulé depuis le commencement de cette maladie, laquelle dure encore, est trop court, pour qu'on puisse asseoir son opinion sur cette question, que le temps seul pourra résoudre.

Bayeux. — Imprimerie de Ch. Le Métével.

www.ingramcontent.com/pod-product-compliance
Lightning Source LLC
La Vergne TN
LVHW021751060726
842528LV00003B/895